AF311666

OBSERVATIONS

CHIRURGICO-LÉGALES,

Sur un point important de la jurisprudence criminelle.

Lues à la séance publique de l'Académie des Sciences de Dijon, le 20 Décembre 1789.

PAR le Professeur CHAUSSIER.

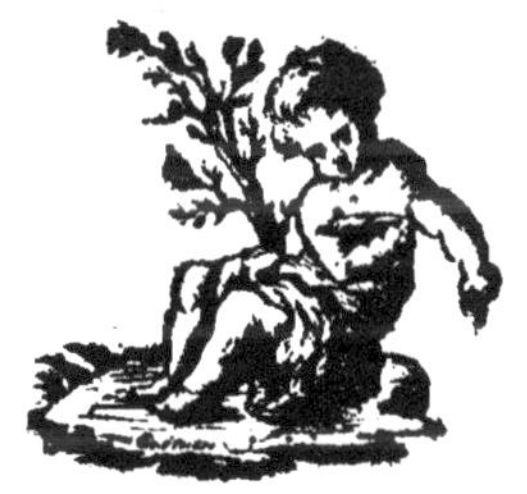

A DIJON,

Chez l'Auteur, rue Musette, Nº. 587.

Et se trouve à Paris,

Chez BARROIS le jeune, Libraire.

M. DCC. XC.

A MONSIEUR,

LE VICOMTE

DE BOURBON-BUSSET,

Elu général, & Commándant en chef de la province de Bourgogne.

MONSIEUR,

LA province de Bourgogne se félicite chaque jour de vous voir à la tête de son administration ; elle se rappellera toujours avec admiration ce patriotisme éclairé & généreux qui, dans la dernière assemblée des notables, vous a fait réclamer le premier, les droits méconnus de la classe active & nombreuse ; elle aimera toujours à se rappeller cette aménité, cette affabilité qui vous caractérise, cette sagesse, cette pénétration, cette impartialité que vous portez dans les affaires ; aussi,

MONSIEUR, votre nomination à la place de Commandant en chef de cette province, y a excité la joie la plus vive, la plus pure ; chacun s'est empressé de vous l'exprimer. Agréez, je vous prie, l'hommage de cet opuscule, comme un témoignage de l'admiration, du respect & de la reconnoissance que je partage avec tous mes compatriotes,

MONSIEUR,

Votre très-humble & très-
obéissant serviteur,
CHAUSSIER.

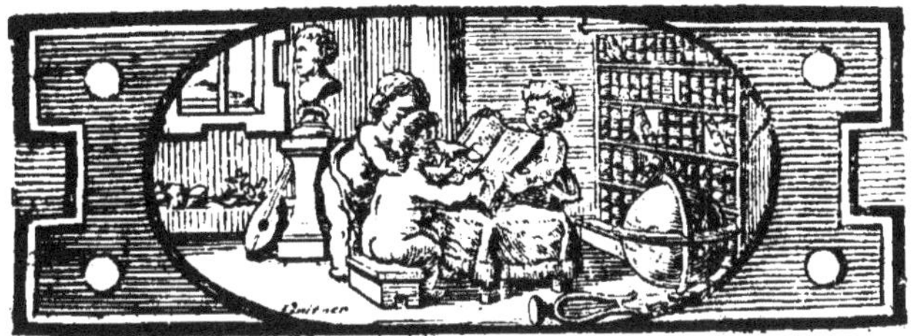

OBSERVATIONS

*Sur un point important de la jurispru-
dence criminelle.*

*Lues à la séance publique de l'Académie de Dijon,
le 20 Décembre 1789.*

Sontibus undè tremor, civibus indè falus. *Sant.*

L'ÉTUDE la plus profonde des loix, la prudence la plus confommée, l'intégrité la plus
grande ne fuffifent pas toujours au juge pour
prononcer avec certitude ; il eft des circonftances qui exigent encore des connoiffances
particulières. Tels font fur-tout les cas dans
lefquels il s'agit de maladies, de bleffures, ou
de la recherche des caufes de la mort. Ici l'apparence peut facilement en impofer à l'homme
le plus attentif, s'il n'a pas en même temps
une connoiffance particulière des loix de l'or-

A 3

ganifation animale, une expérience que la pratique feule peut fournir, que la raifon & la réflexion ne fuppléent jamais.

En effet, quoique furvenue peu de temps après une rixe bien conftatée, la mort peut en être entièrement indépendante ; elle peut avoir été déterminée par une maladie accidentelle, contractée depuis la rixe, ou dont le principe exiftoit déjà ; elle peut dépendre d'un vice d'organifation plus ou moins ancien ; d'une difpofition contre nature formée peu à peu, & bien antérieure aux févices. D'autres fois la contufion la plus légère, la bleffure la plus fimple en apparence dans les premiers jours, dégénère par la fuite, prend le caractère d'une maladie longue, grave, & les accidens fâcheux dont elle eft accompagnée ou fuivie, peuvent être déterminés ou entretenus par des erreurs dans le traitement, des abus dans le régime, ou par l'affluence & le dépôt d'un vice humoral préexiftant, & qui jufqu'alors avoit été dans une forte d'inertie. Souvent auffi des motifs de vengeance, d'animofité, des vues d'intérêt engagent un bleffé à exagérer fes plaintes, quelquefois même à feindre des douleurs, des maladies dont il n'eft pas réellement affecté ; & n'a-ton pas vu plus d'une fois des gens aveuglés par les paſſions les plus odieuſes, s'expoſer à une inſulte, provoquer en quelque ſorte un outrage, ſaiſir avidement l'occaſion d'une rixe légère pour intenter une affaire ſérieuſe, & pour en rendre les circonſtances plus aggravantes, ne pas craindre de ſe faire eux-mêmes des contuſions, des entamures plus ou moins profondes ? N'a-t-on pas vu la méchanceté pouſſée juſqu'au point d'outrager un cadavre, lui porter des coups pour déterminer des fractures, lui faire des mutilations, des inciſions, des délabremens de toutes ſortes? A quels excès déplorables ne conduiſent pas les paſſions ! N'a-t-on pas vu une femme égarée par la crainte de la honte & de l'opinion publique, épier attentivement le paſſage de trois jeunes gens qu'elle n'avoit jamais vus, en ſaiſir toutes les circonſtances, pour former contr'eux une accuſation d'outrage & de violence, tandis qu'elle portoit dans ſon ſein la preuve d'une habitude ancienne, & d'une erreur qui datoit de pluſieurs mois ?

Dans ces cas & dans beaucoup d'autres de même nature, qui journellement ſont ſoumis à la déciſion des tribunaux, comment le juge pourra-t-il parvenir à ſaiſir la vérité, à reconnoître ſi l'événement qu'on lui préſente est une suite directe de l'acte qui a précédé; s'il doit être considéré comme un délit; s'il ne faut pas le regarder comme un accident dépendant d'une cause étrangère & accessoire; enfin, s'il ne doit pas être imputé à quelques manœuvres odieuses de l'astuce & de la cupidité? Comment avec la réflexion la plus soutenue, le cœur le plus droit, le juge pourra-t-il éviter l'erreur au milieu de tous les préjugés, de toutes les préventions dont le public l'environne? Comment pourra-t-il assurer sa marche au milieu de toutes les fausses routes que l'intrigue & la méchanceté s'efforcent de multiplier?

La déposition des témoins, le rapprochement de leurs récits, l'uniformité de leurs assertions sur les points essentiels d'un fait, forment assurément dans le plus grand nombre des cas juridiques, un corps de preuves, bien propre à éclairer le juge, suffisant même dans plusieurs circonstances pour constater le délit d'une manière indubitable; mais il s'en faut bien que ce genre de moyens mérite le même degré de confiance dans les procédures criminelles, relatives à des sévices, & dans lesquelles il s'agit de déterminer la cause de la mort, les suites d'une blessure, la réalité d'une maladie. Ici la preuve par témoins ne doit être regardée que comme un moyen fecondaire ; feul il feroit non-feulement infidèle, infuffifant, mais fouvent encore il deviendroit très-dangereux, par les conféquences erronées & illufoires qui en réfulteroient.

En effet, même en admettant les témoins les plus exacts, les plus attentifs, les plus irréprochables, que peuvent-ils apprendre ? Ce qu'ils ont vu, ce qu'ils ont entendu ; ainfi, ils feront bien connoître les auteurs, les coopérateurs, les caufes occafionnelles de la rixe, les circonftances qui l'ont accompagnée ; enfin, toutes les particularités qui ont frappé leurs fens ; mais la confiance que mérite leur témoignage, doit refter bornée à ce point. Si vous voulez en tirer des conféquences ultérieures, vous vous livrez à des conjectures, à des probabilités, vous prenez la vraifemblance pour la vérité, l'apparence pour la réalité, & bientôt entraîné par des inductions illufoires, fans vous en appercevoir, vous arriverez au terme de de l'erreur la plus fâcheufe. En effet, dans une conftitution auffi mobile & auffi compliquée que celle des êtres organifés, mille caufes très-différentes peuvent en fufpendre, en pervertir, en arrêter le mouvement ; & dans le cas qui paroît le plus fimple, il peut y avoir une complication de caufes, un enchaînement d'effets fucceffifs qui en change entièrement la marche, qui en rende la folution impoffible par les feules lumières de la raifon.

Toujours bornés aux caufes apparentes, à celles qui ont frappé leurs fens, les témoins n'héfitent pas à conclure, de la manière la plus pofitive, que le dernier événement eft toujours l'effet de l'acte qui a précédé ; toujours ils attribuent l'état actuel aux févices qu'ils ont obfervées, & cette conféquence leur paroît inconteftable, fur-tout fi les accidens font furvenus dans l'efpace des quarante jours qui ont fuivi la rixe. Cette manière de raifonner, uniquement fondée fur les apparences premières, forme toujours, nous le favons, l'opinion de la multitude ; mais combien cette méthode eft vicieufe dans fon principe, dangereufe dans fon application ! Pour s'en convaincre, il fuffit de jetter les yeux fur le tableau mobile de la fociété ; n'y voyons-nous pas de temps en temps, des hommes qui paroiffoient jouir de la fanté la plus robufte, promettre la vie la plus longue, enlevés tout-à-coup par une mort imprévue, ou furpris par une maladie accidentelle, fuccomber après quelques jours ? N'y voyons nous pas journellement des bleſſures ſimples en apparence, prendre un ca-raĉtère fâcheux, & accompagnées d'accidens qui quelquefois dépendent d'une diſpoſition cachée, bien antérieure, & de mille autres cir-conſtances très-étrangères à la bleſſure ? De ſemblables diſpoſitions peuvent ſans doute ſe trouver dans un homme qui aura été mal-traité ; elles peuvent parvenir à leur terme fatal, dans un temps plus ou moins rapproché de la rixe ; diſons plus, ſouvent elles ſe ſont trouvées dans de tels cas : nous pourrions en citer vingt exemples frappans ; mais nous en avons dit aſſez pour faire ſentir combien dans les procédures criminelles relatives à des ſoup-çons de ſévices, il ſeroit dangereux de s'arrêter excluſivement à la dépoſition des témoins pour aſſeoir un jugement. Ce moyen ne peut jamais établir une certitude entière ; toujours il ex-poſe ou à manquer, ou à dépaſſer le but qu'il falloit atteindre, auquel il falloit s'arrêter, & ces excès, toujours funeſtes, ſont preſque éga-lement contraires au bien de la ſociété.

. L'objet eſſentiel, le premier de tous dans l'ordre des moyens probatoires, eſt ſuivant l'expreſſion des juriſconſultes, de conſtater le *corps du délit*, c'eſt-à-dire, de reconnoître, de de déterminer d'une manière positive fi l'événement qui a fuccédé à la rixe, en eft une fuite directe & inévitable, ou au contraire, s'il ne doit pas être imputé à une caufe étrangère & indépendante des févices ; fans la folution de cette queftion première, le juge ne peut prononcer avec certitude; il ne peut décider fi le fait qu'on lui préfente doit être confidéré comme un délit ou comme un accident. La néceffité de cette reconnoiffance eft donc indifpenfable, auffi eft-elle prefcrite expreffément par tous les légiflateurs, admife dans tous les tribunaux, exigée même dans les cas qui paroiffent notoires & manifeftes : cette vérité a été tellement fentie, qu'elle eft devenue un axiôme de droit : *Priùs de delicto conftare debet*, avant tout jugement, il faut conftater le délit; mais comment parvenir à cette connoiffance? Ce n'eft ni par l'opinion publique, ni par la dépofition des témoins, ni par les feules lumières de la raifon, nous l'avons déjà fait fentir ; mais ce fera par un examen approfondi fait par un homme expérimenté, inftruit des loix de l'organifation animale, accoutumé par état à les obferver dans la marche, le progrès, les effets des maladies, des bleffures ; ainfi, le chirurgien-médecin peut feul

fournir au magiftrat les éclairciffemens néceffaires pour prononcer avec certitude: la vifite
qu'il fait, le rapport qu'il en dreffe, font donc
dans la procédure criminelle les actes les plus
importans; toujours ils doivent être le fonde-
ment de l'inftruction, la bafe du jugement,
& rien ne peut fuppléer leur omiffion ou leur
défaut; auffi les criminaliftes les plus fages,
n'héfitent pas d'affirmer (1) que, fi la vifite
n'a pas été faite, le juge ne peut prononcer
la peine ordinaire, malgré toutes les probabilités, malgré la dépofition des témoins. Le
chirurgien devient donc en quelque forte, le
premier juge du procès, fon rapport abfout
ou condamne; mais fi ces fonctions font hono-
rables pour celui à qui elles font confiées,
elles font auffi bien délicates; & pour les rem-

____

(1) *Si infpectio quæ ad corpus delicti fpectat, omittatur,*
ob defectum certæ fcientiæ an vulnus fuerit lethale vel non,
pœna ordinaria adhiberi nequit, quippè quæ nunquàm de-
cerni poteft nifi factâ priùs diligenter cadaveris infpec-
tione..... Ce principe eft adopté dans les tribunaux les
plus fages; tellement que, dans un cas de vol avec
effraction, le juge fe borne à prononcer la peine du
vol ordinaire, fi l'effraction n'eft pas conftatée par un
procès-verbal.

plir dignement, elles exigent bien des qualités particulières.

« Il ne suffit pas de réunir les connoissances » d'un anatomiste profond à celles d'un pra- » ticien instruit par une longue expérience »; mais pour n'échapper dans la visite aucune des circonstances essentielles, il faut encore de la douceur & de la patience pour écouter les plaintes souvent exagérées du blessé & de ceux qui l'environnent, de la sagacité pour les ré- duire à leur juste valeur, & discerner la vé- rité sous le masque dont on la couvre, de la fermeté pour se garantir de la prévention, écarter toute partialité, & ne pas adopter in- considérément le jugement précipité du public; souvent il faut une décence particulière dans l'examen de quelques blessures, & toujours l'attention la plus scrupuleuse pour saisir tous les objets, les rapprocher; enfin, s'il s'agit de reconnoître la profondeur, la direction, le trajet d'une plaie, il faut encore de la dexté- rité pour ne pas faire des délabremens nou- veaux, capables d'en imposer par eux-mêmes ou de déguiser le véritable état de la lésion.

Ce n'est pas tout encore; lorsque la visite est faite, il faut en rendre compte à la Justice, en dresser le rapport; & pour le rédiger con-

venablement, il faut non-seulement la fidélité, l'exactitude la plus scrupuleufe dans le
récit des plaintes, dans l'expofition des bleffures, mais encore il faut y mettre de la fim-
plicité, de la clarté, de la précifion, même du
choix dans les expreffions; car ces defcriptions
étant deftinées uniquement à éclairer la reli-
gion des juges, à préfenter la vérité, l'homme
de l'art doit éviter foigneufement ces diftinc-
tions fcholaftiques, ces difcuffions, ces déno-
minations fcientifiques, inutiles à l'objet, &
qui ne font pas familières à tout le monde;
enfin, ce qui importe le plus dans la rédaction des rapports, il faut la prudence la plus
confommée pour préfenter le réfultat de la
vifite qui a été faite, tirer de la comparaifon,
du rapprochement de toutes les circonftances
obfervées, une conféquence qui porte avec elle
le caractère éminent de la vérité, & qui toujours foit conforme aux loix de la nature,
aux règles de la probité la plus févère.

Sans ce concours d'attentions, tant pour la
vifite, que pour la rédaction du rapport, l'objet le plus effentiel pour la Juftice, le corps
du délit, refte dans l'incertitude; car, qu'il
foit conftaté incomplétement ou d'une manière
défectueufe, c'eft à-peu-près comme s'il ne

l'avoit point été du tout ; le rapport n'eſt plus
qu'une formule inſuffiſante & illuſoire, le juge
ne peut en tirer aucune conſéquence ſolide,
& il eſt réduit à la funeſte alternative ou de
condamner un innocent, ou de laiſſer un crime
impuni ; & pour l'ordre ſocial, l'impunité eſt
un mal, le méchant en profite ſouvent pour de
nouveaux forfaits.

Quand on conſidère la néceſſité indiſpen-
ſable du rapport chirurgical dans les procédures criminelles ; quand on conſidère combien cet acte devient intereſſant au juge pour
la tranquillité de ſa conſcience, aux accuſés,
pour la ſûreté de leur vie, de leur honneur,
au public, pour le maintien de l'ordre ſocial ;
quand on conſidère combien la rédaction de
cet acte exige de ſoins, d'attentions, de qualités particulières, on eſt diſpoſé à penſer que
ces fonctions ſi importantes ne ſont confiées
qu'à des hommes d'un mérite, d'une probité,
d'une capacité reconnues, on ſe perſuade que
ſans doute la loi a fixé des règles, établi des
précautions pour aſſurer l'exactitude des rapports chirurgicaux, prévenir leur défectuoſité,
ou au moins la reconnoître de bonne heure,
& pouvoir y rémédier, on ſe le perſuade, &
la raiſon en fait ſentir le beſoin ; cependant,

avouons-le,

avouons-le, rien de tout cela n'exifte; prefque par-tout l'exercice des rapports eft un droit
qui fe loue ou s'achète à prix d'argent; auffi
le plus ordinairement ces fonctions importantes
font-elles entre les mains des chirurgiens les
plus jeunes, les moins exercés; & quoique
les ordonnances aient établi dans chaque grande
ville deux chirurgiens pour les rapports juridiques, « cependant ils ne fe réuniffent jamais
» pour une même expérience, de forte que,
» dans un cas où il s'agit de prononcer fur
» un fait dont la réalité peut coûter la vie &
» l'honneur à un citoyen, on s'en rapporte à
» un feul homme; tandis que, pour valider
» un acte qui intéreffe feulement la fortune,
» on exige la préfence de deux notaires ou
» d'un feul avec deux témoins ». Ajoutons
auffi que la vifite fe fait quelquefois avec précipitation & légèreté, prefque toujours fans
témoins, & que rarement le rapport eft ré-
digé fur les lieux; éloigné des objets, c'eft à
fa mémoire que l'expert s'en rapporte pour
les décrire; mais ne le trompe-t-elle jamais?
n'eft-on pas au moins dans le cas de le pré-
fumer? Auffi le plus ordinairement fes defcriptions ne font que des approximations vagues,
indéterminées; cependant la précifion eft né-

cessaire dans tous les cas, indispensable sur-
tout dans quelques-uns ; enfin, on dépose le
rapport au greffe ; & là, sans vérification, sans
examen préalable, on l'admet quel qu'il soit
comme une pièce probante, & c'est sur un tel
acte que le juge établit, continue l'instruction,
l'information, & prépare son jugement.

D'après tant d'irrégularités, tant de négli-
gences, (& nous n'avons exagéré aucun article), doit-on être surpris d'entendre si souvent dans les tribunaux des plaintes contre les
rapports ? Doit-on être surpris de trouver si
souvent des procédures énormes, infructueuses,
compliquées & annullées à cause d'un rapport
inexact, erroné ou peu concluant ? Mais le
plus grand étonnement ne doit-il pas être de
ce que, dans un siècle de lumières, on a
toléré des abus aussi notoires, aussi graves,
sans s'occuper des moyens propres à les prévenir ou à y remédier ? Aujourd'hui que tous
les esprits sont occupés du bien public, il suf-
firoit sans doute de dénoncer ces abus, pour
être assuré qu'ils fixeront l'attention des gens
sages, pour être assuré que des réclamations
sur un objet qui intéresse également la fortune,
la vie, l'honneur & la sûreté des citoyens,
ne seront pas vainement entendues ; nous ajou-

terons cependant quelques obſervations pour faire connoître la ſource de tous ces abus, & diriger d'une manière plus ſûre aux moyens de les détruire.

La néceſſité de recourir aux connoiſſances médicales pour la ſolution de quelques cas juridiques a été ſentie & reconnue par les plus anciens légiſlateurs. Nous en trouvons la preuve dans les livres ſacrés, dans pluſieurs faits de l'hiſtoire des égyptiens & des grecs ; on voit même qu'à Rome dès les premiers temps de la république, dans les cas de ſoupçon, dans les cas de mort imprévue & ſubite, on laiſſoit quelque temps le corps expoſé en public, afin, » dit le traducteur de Plutarque, que chacun » pût le conſidérer à loiſir pour voir ſi on » trouveroit quelqu'indice par lequel on pût » connoître comment il ſeroit mort ». Pluſieurs articles du code de Juſtinien, qui, par la ſuite, fut adopté par tous les gouvernemens modernes, indiquent également la néceſſité de recourir aux lumières de l'art de guérir, dans quelques cas de l'adminiſtration de la juſtice; enfin, les plus anciennes ordonnances de nos Rois preſcrivent expreſſément la viſite des bleſ-ſés & des corps morts, comme un moyen in-diſpenſable dans l'ordre judiciaire, & le ſeul propre à conftater le délit, à en déterminer l'efpèce ; mais il paroît que, dans ces temps, les juges ou les parties intéreffées avoient le droit de nommer, de choifir pour cette fonc- tion délicate les gens les plus expérimentés, & fans doute leur confiance n'étoit accordée qu'à ceux qui la méritoient, qu'à ceux qui étoient recommandables par leurs talens, connus par leur probité, & avoués par l'opi- nion publique.

Le châtelet de Paris & quelques autres cours, eurent, il eft vrai, dès les premiers temps de leur inftitution, des chirurgiens qui y étoient attachés par commiffion & qui étoient fpécia- lement chargés de la vifite & des rapports relatifs aux cas foumis à ces tribunaux ; mais, remarquons-le bien, ces commiffions particu- lières n'étoient pas un privilège excluſif, elles n'ôtoient pas la liberté du choix d'un autre expert.

Dans la fuite, la faculté de faire les rap- ports en Juftice devint l'objet d'un intérêt par- ticulier ; le fieur *de la Rivière*, premier méde- cin de Henri IV, dans la vue d'étendre fon autorité, & d'exercer une forte de domi- nation fur toute la chirurgie, follicita la bonté de ce prince ; & par un édit donné au mois de Janvier 1606, il se fit autoriser à nommer par commission, dans toutes les villes & bourgs du royaume, un ou deux chirurgiens pour faire exclusivement les visites & rapports qui seroient ordonnés par la Justice ; défenses en même temps furent faites à tout autre chirurgien de faire aucun rapport sans y appeller ceux commis par le premier médecin ; dès-lors, l'exercice des rapports fut souvent le partage de la médiocrité, de l'ignorance ; il étoit le prix de l'intrigue, de l'adulation & de la soumission pour le premier médecin.

Les choses ne tardèrent pas à changer ; l'état ayant des besoins, Louis XIV fit des rapports un objet de finance. Par un édit du mois de Février 1692, il supprima la faculté accordée précédemment au premier médecin ; & en même temps il créa pour toutes les villes du royaume, en titre d'office heréditaire, & moyennant finance, un médecin & deux chirurgiens jurés auxquels il attribua différens privilèges utiles & honorifiques, & surtout la faculté de faire, à l'exclusion de tous les autres, les visites & rapports en la même forme que le faisoient auparavant ceux qui avoient été nommés par commission du premier médecin.

B 3

Par cet édit, l'exercice des rapports devint un objet de spéculation & de commerce; la vie, l'honneur des citoyens, les biens les plus précieux, furent en quelque sorte livrés à ceux qui avoient assez d'argent pour faire l'acquisition de ces offices ; mais malheureusement l'argent ne supplée jamais les lumières.

Comme on sentoit bien que l'objet de cet édit étoit principalement bursal, quelques villes persuadées qu'un tel régime pourroit entraîner dans les inconvéniens les plus fâcheux, persuadées que c'étoit aux juges & à l'opinion publique à choisir & à désigner les hommes les plus sages pour remplir une fonction si délicate, sollicitèrent & obtinrent facilement la permission d'acheter les offices de médecin & de chirurgien juré du roi; elles en ont fait l'acquisition, ces offices ont été supprimés dans l'étendue de leur ressort, & les juges sont restés libres de nommer & de choisir des chirurgiens pour les rapports.

D'autres villes, considérant sans doute que la visite & la reconnoissance des blessures appartient essentiellement au chirurgien, que lui seul peut prononcer avec assurance sur la nature & les suites de ces accidens, se bornèrent au rachat de l'office de médecin juré qui, par cet arrangement a été supprimé. Les corps & collèges de chirurgie firent pour leur propre compte l'acquisition de l'office de chirurgien juré, & ils sont dans la possession de faire les rapports ; mais pour retirer l'intérêt de leur finance première, ils transmettent moyennant une rétribution annuelle, à un ou deux de leurs membres la faculté de procéder aux visites & de faire les rapports.

Enfin, plusieurs villes paroissant indifférentes sur cet objet, ces offices ont été achetés par différens particuliers ; ils passent de main en main comme une propriété foncière, indifférente pour l'ordre social : ainsi, les fonctions publiques les plus importantes sont devenues le patrimoine de quelques particuliers & les acquéreurs de ces offices jouissent encore aujourd'hui du privilège exclusif de faire les visites & rapports juridiques.

Quoi qu'il en soit de ces divers arrangemens, il résulte toujours que très-rarement les visites & rapports chirurgicaux sont faits par les praticiens les plus instruits, les plus exercés ; par ceux qui réunissent à un plus haut degré les qualités nécessaires pour les bien faire. Ce n'est pas par insouciance ou par indifférence pour le bien public, que le chirurgien expérimenté recherche peu la commission des rapports : deux raisons l'en détournent ; d'un côté l'exercice des rapports nécessité souvent des voyages ; de l'autre, la taxation de ces actes est peu considérable, & ne peut jamais dédommager un homme fort occupé, des pertes que lui cause son absence ; mais ce dernier motif n'arrêteroit jamais un chirurgien, j'ose l'assurer, son cœur est accoutumé à de plus grands sacrifices ; quand il peut être utile, rien ne lui coûte ; il ne craint pas d'exposer à chaque instant sa vie, de sacrifier son repos, sa tranquillité ; mais il est un autre motif puissant, plus impérieux que l'argent. Journellement occupé dans la ville qu'il habite, attaché à ses malades par leur confiance, par la sensibilité & l'intérêt le plus vif ; retenu quelquefois par la nécessité d'une opération urgente, par une suite de pansemens délicats que lui seul peut faire, & par mille autres circonstances éventuelles, imprévues & qui ne souffrent aucun délai, le praticien craindroit de manquer aux soins, aux attentions continuelles qu'il doit à ses malades, en se chargeant d'une commission qui nécessite souvent des voyages ; ainsi il arrive que par-tout l'exercice des rapports est entre les mains des jeunes gens, & le public ne peut pas toujours leur accorder une confiance entière ; car, quelqu'inftruits qu'ils puiffent être, il leur manque encore la maturité de l'expérience & de la méditation, que la pratique feul peut fournir, & c'eft un objet fort important dans une commiffion auffi délicate.

Ces abus ont déjà été remarqués & expofés avec force par feu M. MARET (1), dont le nom & le fouvenir feront toujours fi précieux à cette académie. « Pour prévenir tous les abus qu'on pourroit redouter, il eft, dit ce favant eftimable, un moyen fimple, mais efficace, & qui réuniroit l'avantage d'éclairer les crimes cachés à celui de prévenir un malheur affreux,

____

(1) *Réflexions fur les inductions que l'on tire de la mort d'un homme, arrivée dans l'efpace de quarante jours qui ont fuivi le moment où il a été bleffé*; inférées dans le fecond femeftre des *mémoires de l'académie de Dijon*, *année 1785* : nous avons tiré de l'ouvrage de M. MA-RET plufieurs obfervations fur les abus dans l'exercice des rapports ; nous avons même copié quelques-unes de fes phrafes ; elles font marquées par des guillemets ; & quoique nous ayions fouvent une manière bien différente d'envifager les objets, nous avouons avec plaifir que fes réflexions nous ont été fort utiles ; c'eft un hommage que nous devons à la vérité, & que nous aimons à rendre à la mémoire de cet excellent homme.

plus commun qu'on ne le penſe , celui d'être enterré vivant.

» Qu'une loi préciſe ordonne d'ouvrir tous ceux qui meurent ; que le plus expérimenté des chirurgiens , aſſiſté du médecin le plus éclairé ſoit chargé de cette ouverture ; qu'ils ſoient obligés l'un & l'autre par leur ſerment à dénoncer aux juges les crimes qu'ils auront découverts , il n'en échappera aucun à la vigilance de la partie publique , la certitude d'être décelé ne manquera pas d'arrêter la main d'un grand nombre de ſcélérats , & les occaſions de punir deviendront infiniment plus rares.

» Je n'oſe croire , continue M. MARET , que la crainte de multiplier des dépenſes inévitables puiſſe former un obſtacle.... mais s'il étoit poſſible qu'elle fît héſiter , il ſeroit facile de lever cet obſtacle. L'honneur eſt en France un mobile puiſſant dont le gouvernement peut diſpoſer à ſon gré ; que, dans cette occaſion , il mette ce reſſort en activité , & l'on verra bientôt cette commiſſion ambitionnée par les plus éclairés des gens de l'art , quelque bornée que ſoit la rétribution attachée aux fonctions qui en ſeroient la charge ; car , ajoute-t-il , ſi l'obligation d'ouvrir tous les morts paroiſſoit trop étendue , il n'y auroit

qu'à borner l'ordre de l'ouverture des cadavres, à ceux des perfonnes dont la mort aura
été imprévue, aura fuivi quelques mauvais traitemens, il n'y auroit qu'à autorifer les officiers municipaux, à prépofer à cette fonction
ceux des gens de l'art que l'eftime publique
place au premier rang; elle n'eft pas toujours
le fceau du plus grand mérite, mais elle en
fuppofe un réel, & l'erreur en ce cas ne peut
pas être confidérable ».

. Telle étoit l'opinion de M. MARET ; le plan
qu'il propofe feroit fans doute très-utile pour
prévenir le danger des inhumations précipitées (1) ; il feroit avantageux encore pour les
progrès de l'art de guérir, en multipliant les
ouvertures de cadavres, en fourniffant les oc-
cafions d'obferver plus fouvent les effets des

---

(1). Les cas où la mort n'eft qu'apparente, font moins
rares qu'on le penfe ; on peut voir fur cet objet un
très-bon mémoire de M. DURANDE, inféré dans le
1er. femeftre des mémoires de l'académie de Dijon,
année 1785 : cet ouvrage a été réimprimé féparément
à Strasbourg, fous le titre de *mémoire fur l'abus de
l'enfeveliffement des morts*, par M. Durande, *précédé de
réflexions fur quelques propriétés du principe de la vie &
fur le danger des inhumations précipitées*, par M. Tho-
maffin, 1789, in-8°.

maladies, les caufes différentes des morts imprévues ; mais ce plan n'eft pas fans inconvéniens, il nous paroît infuffifant pour répondre
aux vues de la Juftice, pour prévenir tous les
abus que l'on redoute dans l'exercice des rapports. On en fera convaincu par les réflexions
que nous expoferons bientôt.

D'après les détails dans lefquels nous fommes entrés, il eft évident que la caufe première & radicale des vices & abus dont on
fe plaint fi fouvent dans les rapports juridiques,
confifte dans la création, la vénalité des offices, la faculté exclufive attribuée à ceux qui
en font pourvus : aujourd'hui que l'affemblée
nationale s'occupe à réformer les abus inhé-
rens à la vénalité des charges, nous devons
être bien affurés de la fuppreffion de ces privilèges exclufifs qui compromettent, en quelque forte, la fûreté, l'honneur des citoyens,
qui ôtent aux juges la liberté de choifir, de
nommer pour experts ceux que la confiance
& l'opinion publique défignent pour ces fonctions délicates.

Mais il eft une autre caufe d'abus à laquelle
on n'a pas fait affez d'attention. La loi n'a
encore fixé aucune règle précife à fuivre dans la
vifite, dans la rédaction des rapports ; elle n'a

établi aucune précaution pour conftater, en cas de befoin, fi ces aftes ont été faits de la manière la plus convenable; quand il s'agit de la caufe publique, nous penfons que les démarches, les actions de l'homme qui en eft chargé doivent toujours être furveillées, quelque confiance qu'il mérite; ainfi, pour un objet auffi important qu'un rapport chirurgical; dans un cas où la juftice attend tout des lumières, de la prudence, de l'attention d'un homme, il convient d'établir des règles fi précifes qu'il foit en quelque forte impoffible à l'expert d'abufer de la confiance; il convient de prendre des précautions telles, que, dans tous les temps, on puiffe reconnoître l'erreur de l'expert, & remonter à fa caufe. Les trois moyens fuivans nous paroiffent propres à fatisfaire ces vues.

§. Ier. ASTREINDRE LES CHIRURGIENS CHARGÉS DES VISITES A SUIVRE UNE FORMULE OU MÉTHODE CONSTANTE ET IMMUABLE DANS LA RÉDACTION DES RAPPORTS. A ce fimple énoncé, ce moyen paroît minutieux; mais quelques confidérations en feront bientôt fentir les avantages & l'importance.

Pour répondre à l'intention de la Justice, le rapport doit contenir, non-seulement la description de l'état du corps, de la situation, de la forme, de l'étendue des blessures, mais encore il doit présenter le résultat, les conséquences des lésions observées & décrites, c'est en quelque sorte le jugement de l'art; mais pour porter ce jugement d'une manière solide, il faut être instruit des circonstances antécédentes. Ainsi, pour être bien fait, tout rapport chirurgical doit présenter trois parties très-distinctes, & dans un ordre toujours constant.

Après la formule préliminaire & d'usage, le PREMIER objet doit être *l'exposition des circonstances qui ont précédé la visite;* ainsi, le chirurgien s'attachera à recueillir tous les signes commémoratifs; il s'informera du nombre des coups qui ont été portés, de l'espèce, de la forme, de l'instrument avec lequel on a frappé, de la nature des douleurs ou autres accidens qui ont suivi la rixe, des remèdes qui ont été employés. Il portera également son attention sur la profession du blessé, son tempérament, ses habitudes, les maladies auxquelles il est sujet, & même sur le caractères des maladies qui règnent alors. L'expert doit acquérir ces connoiſſances par le récit du bleſſé , par celui des amis , parens ou autres aſſiſtans , ſi le bleſſé ne peut parler , ou s'il s'agit de l'examen d'un cadavre (1).

Quelques perſonnes jugeront peut-être ces détails commémoratifs ſuperflus ou étrangers à l'objet , l'homme de l'art penſera ſans doute différemment ; & pour faire ſentir l'importance

———————————

(1) L'information pour la connoiſſance des cauſes antécédentes , ne doit pas toujours être bornée au récit du bleſſé ou des aſſiſtans ; il eſt quelquefois néceſſaire que le chirurgien-expert ait communication des plaintes reſpectives des parties ; & dans ces cas , le juge doit ordonner qu'avant la viſite , il ſera fait remiſe au chirurgien des pièces relatives à la diſcuſſion. On en trouve un exemple remarquable dans un jugement préparatoire du châtelet de Paris , année 1785 , au ſujet d'une accuſation d'impéritie d'un médecin ; les juges ordonnèrent expreſſément , « qu'avant faire droit , la » dame H..... ſera de nouveau vue & viſitée par les » médecins & chirurgiens du châtelet réunis , ès mains » deſquels ſeront remiſes les plaintes , demandes & » requêtes énonciatives des faits articulés par le ſieur » H.... leſquels , après lecture deſdites pièces , viſite » faite.... pourront entendre ladite malade.... la garde » malade.... & prendre tous autres renſeignemens qu'ils » jugeront convenables.... &c.... ». Cette ſentence mérite d'être remarquée ; elle doit ſervir de modèle dans les tribunaux , & de règle pour les experts.

de ces informations, leur influence pour déterminer le jugement chirurgical, & par con-
féquent la décifion de la Juftice, nous citerons
un fait pour lequel nous avons été appellés.

En 1771, un homme fort & vigoureux,
mais accoutumé à des excès de vin, eut une
querelle dans laquelle il reçut plufieurs coups en
différentes parties, & notamment un fur la
tête, qui lui fit une plaie d'un pouce de long,
mais bornée au cuir chevelu. Dix jours après la
rixe, il éprouve un mal-aife, de l'accable-
ment, fe met au lit, & meurt le neuvième
jour après s'être allité : le public ne manquoit
pas d'attribuer cette mort aux févices. Chargé
de l'examen du cadavre, j'apprends des parens, voifins & autres affiftans, que le di-
xième jour après la rixe, temps où il s'étoit
allité, il avoit été attaqué de la fièvre, carac-
térifée par la chaleur, l'abattement, le mal
de tête, la féchereffe de la langue ; que dès-
lors il s'étoit plaint d'un point de côté, qu'il
avoit eu une toux fréquente, difficile, qu'il
étoit furvenu crachement de fang, & que ces
différens fymptômes avoient continué jufqu'à
fa mort. A ces détails, je reconnoiffois déjà
la marche d'une fluxion de poitrine très-grave,
la pratique journalière m'apprenoit encore que

cette

cette maladie étoit alors très-fréquente à la
ville, & l'altération purulente que j'obfervai
à la plèvre & au poumon par l'ouverture du
cadavre , ne laiflèrent aucun doute que cet
homme avoit fuccombé à une fluxion de poitrine , & que fa mort ne pouvoit être attribuée aux fuites des mauvais traitemens , &c....
Cet exemple fuffit pour démontrer la néceffité
de connoître les circonftances antécédentes , de
rechercher les fignes commémoratifs ; mais il
faut remarquer que , dans le rapport, cette
expofition doit fe borner aux circonftances
effentielles, relatives à l'état actuel, à celles feulement qui font propres à déterminer le jugement de l'art , à en faire connoître les motifs ; ainfi, cette expofition doit être courte,
fimple, précife ; elle ne doit pas comprendre
ces propos vagues, ces plaintes exagérées que
font fouvent les perfonnes intéreffées ; nous
dirons encore que, quand même cette expofition première des fignes commémoratifs feroit
inutile pour déterminer ou appuyer dans quelques cas les conféquences de l'expert , le juge
doit toujours l'exiger dans un rapport (1),

----

(1) On fent bien que lorfque le juge fe tranfporte
fur les lieux avec le chirurgien pour prendre lui-même

parce que jamais elle ne peut être déplacée ; parce qu'elle sert toujours à montrer que dans la visite, l'attention a été portée sur tous les objets.

La SECONDE PARTIE du rapport doit comprendre *la description, la reconnoissance de l'état du blessé* ; ici il faut apporter l'exactitude la plus grande, il ne suffit pas d'indiquer, comme on s'en contente trop ordinairement, le nombre, la situation, l'étendue des blessures, mais encore il faut exprimer par quel signe sensible on a reconnu telle ou telle affection, par quel moyen on s'en est assuré ; enfin, s'il s'agit de déterminer la longueur d'un fœtus, la grandeur d'une plaie, d'une contusion ; on ne doit jamais se permettre des approximations vagues, mais il faut indiquer la longueur, la grandeur précise, toujours rapportée à un pied-de-roi ou autre mesure fixe & connue.

---

les informations, en dresser le procès-verbal, & inscrire à leur suite le rapport de visite, il seroit superflu que le chirurgien fît entrer dans son récit particulier l'exposition des causes antécédentes ; mais il importe, ce que l'on néglige toujours, qu'il soit présent à cette information, & qu'il propose lui-même au juge l'objet des questions à faire, qui doivent servir à diriger ou à appuyer les conséquences de son rapport.

La TROISIÈME PARTIE du rapport eſt plus particulièrement l'ouvrage de l'homme de l'art, elle le diſtingue, le fait reeonnoître ; elle doit préſenter le *réſultat de la viſite*, c'eſt-à-dire, les conféquences direɛes que fournit l'expoſition des ſignes commémoratifs, & la deſcription des circonſtances obſervées dans la viſite. Ces conclufions qui fervent à diriger l'opinion du juge, doivent toujours être diſtinɛes des deux premières parties du rapport ; toujours elles doivent être fondées ſur des faits certains, ſur les loix de la nature & les principes de l'art.

Cette méthode, dans la rédaɛion des rapports, eſt bien différente de ces petites formules routinières dont on trouve tant d'exemples dans DEVAUX (*art de faire les rapports en chirurgie*), où, fous prétexte de briéveté, l'on ſe borne à une ſimple dénomination des bleſſures, ſans en ſpécifier exaɛement la ſituation, la nature, ſouvent ſans préſenter une conféquence, & toujours ſans faire mention des ſignes commémoratifs : auſſi parcourez les greffes des Tournelles, à peine ſur cent rapports en trouverez-vous deux ou trois dans leſquels on ne découvre quelque cauſe de nullité, tantôt par l'ignorance des principes de l'art, tantôt par l'oubli des connoiſſances les plus commu-

nes, souvent par l'inattention aux circonstances antécédentes, quelquefois par l'inexacti-
tnde & l'ambiguité des descriptions, d'autres
fois par des conséquences erronées, dictées par
la prévention, évidemment suggérées par les
bruits publics, ou entièrement contradictoires
aux descriptions du rapport.

La méthode de rédaction que nous propo-
sons, prévient tous ces inconvéniens; en sépa-
rant ainsi les objets sous trois points de vue
très-distincts, elle force nécessairement l'attention de l'expert; elle l'oblige à l'exactitude,
sur-tout en y joignant les précautions que nous
indiquerons dans les deux articles suivans. On
dira peut-être que cette méthode de division
dans la rédaction des rapports, les rendra plus
longs, plus diffus; mais on se trompe, sur-
tout si l'expert fait se borner aux objets vrai-
ment utiles & nécessaires, & nous ne crai-
gnons pas d'assurer que le rapport le plus long
n'occupera pas plus d'une page & demie d'écri-
ture ordinaire. Nous pourrions en produire
vingt exemples, s'ils n'étoient pas déplacés
ici; au surplus, quand il s'agit d'un acte aussi
important, on doit moins s'attacher à la briéveté qu'à la justice, la vérité, l'exactitude & la
clarté.

§. II. LA VISITE ET RECONNOISSANCE DOIVENT TOUJOURS ÊTRE FAITES EN PRÉSENCE DE DEUX TÉMOINS OU ADJOINTS. Ce point a déjà été arrêté par l'article V du décret de l'Affemblée nationale, *fur la réformation de la jurifprudence criminelle*, qui enjoint expreffément de dreffer les procès-verbaux en préfence de deux adjoints, & de les leur faire figner à peine de nullité. Cette précaution eft très-fage fans doute, elle obligera l'expert à apporter de l'attention dans la vifite, de l'exactitude dans l'expofition des caufes antécédentes, dans la defcription des bleffures exiftantes; enfin, elle fournira au juge un moyen pour s'affurer, en cas de befoin, de quelle manière la vifite a été faite; mais, obfervons-le bien, la confiance que peut infpirer la préfence des adjoints, que mériteroit leur temoignage en cas de doutes & de recherches fur la régularité du rapport, eft néceffairement bornée aux deux premières parties de cet acte; favoir, l'expofition des caufes antécédentes, & la defcription de l'état du bleffé : ces objets tombent fous les fens; mais le réfultat de la vifite, les conféquences directes que l'on doit en tirer ne peuvent être bien appréciées par des perfonnes étrangères à l'art de guérir, parce que, pour en fentir la juftefle, ou pour en reconnoître l'erreur, il faut des connoiffances perfectionnées par l'étude & l'expérience; connoiffances qui ne peuvent fe trouver que dans l'homme de l'art falutaire ; cependant quoique la préfence des adjoints dans la vifite, leur fignature fur le rapport ne puiffe prévenir tous les inconvéniens, il en réfultera toujours un trèsgrand avantage; l'intention de la Juftice ne fera jamais trompée, les faits feront conftatés, & c'eft ce qui importe le plus. Si les conféquences du rapport font fauffes, illufoires, erronées, on trouvera bien moyen de les rectifier, de les fuppléer ; mais les faits reftent dans leur intégrité, & le cours de la Juftice n'eft pas arrêté ou annullé. Ce que nous venons de dire, doit faire fentir de plus fort la néceffité d'aftreindre les experts à divifer la rédaction de leur rapport en trois parties diftinctes, afin que, dans tous les temps, les faits ne puiffent pas être confondus avec les conféquences qui ne font quelquefois que l'opinion de l'artifte, & non pas l'expreffion des principes de l'art.

La préfence de deux adjoints, pris indiftinctement dans le tableau prefcrit par l'affemblée nationale, fuffira dans le plus grand nombre des cas de vifites chirurgicales, toutes les fois que les bleffures ne font pas fuivies de la mort; mais dans l'examen & l'ouverture d'un cadavre, la répugnance n'écartera-t-elle pas les adjoints? Ici la raifon & le bon fens ne fuffifent pas. Pour voir les objets tels qu'ils font, pour diftinguer leur altération morbifique, enfin pour les bien juger, il faut avoir appris à les regarder, il faut avoir acquis l'habitude de les voir; & en fuppofant que la répugnance n'écarte pas les adjoints, pourront-ils fuivre la pointe des inftrumens au milieu du tiffu des différentes parties? Pourront-ils diftinguer une fection accidentelle faite par l'inattention ou la précipitation de l'artifte dans l'ufage de fon fcalpel?

Dans ces cas, il nous paroîtroit convenable de nommer un troifième adjoint extraordinaire, pris dans la claffe des praticiens de l'art falutaire, & le chirurgien doit toujours être préféré à celui qui n'eft que médecin, parce qu'il a une connoiffance plus étendue de l'anatomie; parce que lui feul a une connoiffance exacte & pratique de la nature, des fuites des bleffures; enfin, parce qu'il eft effentiellement l'homme de l'art falutaire. Mais quel que puiffe être le choix du juge, nous penfons que cet adjoint extraordinaire ne doit être confidéré que comme un témoin plus éclairé que les deux autres adjoints, & plus propre à surveiller l'expert ; nous penfons que le rapport & fes conféquences doivent être rédigées & préfentées par l'expert feul ; cette manière de penfer eft fondée fur l'obfervation de ce qui fe paffe dans les villes qui n'ont pas fait le réachat des offices de médecin juré. Là les rapports font faits conjointement par deux hommes de l'art ; & d'après cela il paroîtroit d'abord qu'un fait obfervé, décrit & attefté par deux perfonnes, mériteroit plus de confiance. Cela devroit être, fi ces perfonnes étoient également inftruites, fi, dans l'exercice de ces fonctions délicates, elles ne portoient pas encore ces petites paffions de la rivalité & des prétentions des corps ; mais dans la réalité, il en eft bien autrement. Le médecin qui, dans la fociété, s'eft arrogé un ton d'autorité fur le chirurgien, prétend le conferver dans tous les cas ; & quoiqu'il ne foit, pendant la vifite, qu'un fpectateur plus ou moins éclairé, plus ou moins attentif ; quoiqu'il n'ait aucune connoiffance pratique des bleffures, il fe charge de la rédaction du rapport ; fon opinion étouffe en quelque forte les remarques, les réclamations du chirurgien, & prévaut ainfi fouvent fur la vérité.

Pour éviter ces inconvéniens, qui réfultent uniquement des prétent ons refpeétives, il nous paroît indifpenfable de borner les fonétions de l'adjoint extraordinaire, à fuivre les détails de la vifite, à furveiller l'exaétitude dans l'expofition des caufes antécédentes, dans la defcription de l'état des bleffurés ; mais c'eft à l'expert feul à préfenter fes conféquences, à rédiger le rapport. De cette difpofition, il réfultera encore un autre avantage bien effentiel dans les cas de doute fur le rapport ; le juge pourra alors appeller en témoignage l'adjoint extraordinaire, apprendre de lui toutes les circonftances de la vifite ; ce que l'on ne pourroit faire, fi le rapport étoit préfumé l'ouvrage & l'avis commun des deux hommes de l'art.

§. III. LE RAPPORT DOIT TOUJOURS ÊTRE ÉCRIT SUR LE LIEU MÊME DE LA VISITE. Cette règle a déjà été prefcrite par plufieurs ordonnances ; & quoiqu'elles foient très-précifes, très-rarement elles font obfervées. L'expert trouve toujours quelques prétextes fpécieux pour s'y fouftraire. Tantôt il a des affaires urgentes ; d'autres fois il allègue le befoin de la méditation pour rédiger les faits, les rapprocher, en tirer fes conféquences ; ainfi, preſque toujours il s'en rapporte à la fidélité de ſa mémoire, ou à quelques notes fugitives priſes avec précipitation ; eh, que de maux n'a pas cauſés l'inobſervance de cette règle eſſentielle !

Je ſais très-bien qu'il eſt des cas compliqués dont tout le monde ne peut pas ſur le champ prévoir les ſuites, ſaiſir les conſéquences, & qui exigent la méditation dans le ſilence du cabinet ; mais diſtinguons bien dans le rapport trois parties ſéparées ; les deux premières parties, ſavoir, l'expoſition des ſignes commémoratifs ou la recherche des cauſes antécédentes, la deſcription des bleſſures ou la reconnoiſſance de l'état actuel, n'exigent que de l'attention ; ce ſont des faits poſitifs ; la méditation ne peut rien y ajouter ou en retrancher ; il ſuffit de les expoſer, de les décrire avec clarté, avec préciſion. Cet objet qui importe le plus à la Juſtice, peut toujours & très-facilement être rempli ſur le champ ; il eſt même eſſentiel qu'il le ſoit ; car ſi quelqu'article échappoit ou paroiſſoit douteux, on eſt ſur les lieux, on peut le vérifier auſſitôt ; ainſi, les deux premières parties du rapport doivent toujours être écrites ſur les lieux mêmes de la viſite ; & pour en être aſſuré, il faut qu'elles ſoient lues & ſignées par les adjoints.

Quant à la troisième partie destinée à présenter le résultat de la visite, les conséquences
directes des blessures ; comme elle est plus spé-
cialement le travail de l'art ; comme elle exige
quelquefois des réflexions particulières, on
peut sans inconvéniens laisser à l'expert la liberté de la rédiger dans le silence du cabinet,
& de l'ajouter à la suite de l'exposition & de
la description déjà signées & certifiées par les
adjoints.

Plus le rapport chirurgical est essentiel dans
la procédure criminelle, plus il convient de
l'examiner sous toutes ses faces ; cependant,
quel qu'il soit, sans vérification, sans examen
préalable, on l'admet au procès comme pièce
probante. Cette facilité irréfléchie nous paroît
être une troisième cause des vices & abus dont
on se plaint si souvent dans les rapports ; &
delà, quel enchaînement successif d'inconvéniens ! Si le rapport est inexact ou peu concluant, la procédure se grossit, l'affaire se
complique, les discussions se multiplient ; pendant ce temps, les traces du délit s'effacent,
les moyens de justification se détériorent ou
disparoissent entièrement, & alors un volume
suffit à peine pour éclairer un fait simple dans
son principe ; enfin, après une multitude de

recherches qui ont coûté beaucoup de temps, de follicitude, qui quelquefois ont entraîné la perte de la fortune, de la fanté, il ne refte que des doutes, & le juge eft dans l'impoffi-bilité de prononcer avec certitude ; mais c'eft bien pis encore, fi les conféquences du rap-port font fauffes ou illufoires, elles peuvent conduire à des erreurs irréparables.

Ne pourroit-on pas prévenir tous ces incon-véniens, raffurer le juge & le public contre la crainte de l'erreur ; déterminer enfin dès les premiers inftans quel degré de confiance mérite le rapport, & s'il doit être admis au procès comme une pièce probante ? Nous n'héfitons pas de répondre de la manière la plus pofitive, qu'on peut remplir toutes ces intentions par un moyen auffi fimple que facile.

Pour cela, il fuffit de former & d'établir dans la capitale de chaque grand département, un comité ou bureau, auquel on attribueroit le droit de revoir, examiner & vérifier tous les rapports qui feroient faits dans l'étendue du département. Tous les cantons & diftricts du département reffortiroient à ce bureau de vérification, comme à un centre commun. Les greffiers de chaque tribunal de judicature fe-roient tenus d'y envoyer, dans les vingt-quatre heures, une copie exacte du rapport. Là elle y seroit lue, examinée ; & si les conséquences résultantes de l'exposition & de la description des blessures sont trouvées conformes aux loix constantes de la nature, aux principes de l'art, les rapports seroient approuvés & renvoyés sur le champ, après y avoir inscrit les motifs qui décident la confiance. Si au contraire les vérificateurs appercevoient dans ces actes des marques d'ignorance, de préventions suggérées, des vices de principes, des défauts d'attention, des conséquences hasardées, équivoques ou contradictoires à la description même des parties ; enfin s'ils y appercevoient quelque cause de nullité, la désapprobation seroit également inscrite sur le rapport ; elle y seroit motivée en peu de mots, & renvoyée sur le champ au juge, pour ordonner, s'il le croit utile, une seconde visite par d'autres experts, pendant que le corps du délit peut encore être constaté, & avant que les preuves de justification soient effacées.

Il paroîtroit convenable, pour prévenir les difficultés & les longueurs des procédures dans lesquelles entraîne si souvent un rapport infidèle ou erroné, que le juge n'eût aucun égard aux demandes qui seroient formées sur un rapport qui n'auroit pas été vérifié; enfin il feroit convenable que ces actes ne puffent jamais être admis qu'après avoir été foumis à l'examen du bureau de vérification, & après en avoir reçu l'approbation.

La formation de ces bureaux de vérification fera très-facile dans les villes capitales; les chirurgiens fages, éclairés & expérimentés n'y font pas rares; il ne pourroit y avoir de l'embarras que pour le choix; mais c'eft à l'opinion publique à défigner ceux qui méritent le plus la confiance par leur probité, leurs talens. Nous croyons cependant que l'on ne doit admettre dans ces bureaux que des hommes déjà mûris par l'expérience, & qui aient au moins douze ans d'exercice de leur art; nous penfons que ce bureau doit être effentiellement compofé de trois officiers vérificateurs, & de deux adjoints, qui feront tenus de fe trouver à toutes les féances, & qui, au cas d'abfence ou de maladie d'un des membres principaux, rempliront leurs fonctions, & auront voix délibérative. Il convient enfin d'attacher à ce bureau un greffier pour infcrire l'envoi de tous les rapports, faire le retenu des délibérations, & des motifs qui ont déterminé la décifion du bureau.

On objectera peut-être que cet établiffement néceffitera quelques dépenfes qui n'ont pas lieu dans l'ufage ordinaire ; cela eft vrai ; mais à quoi peuvent-elles fe réduire ? Aux frais d'envoi & de retour du rapport ; & comme ces envois ne fe font que des différens cantons & diftricts, à la capitale du département qui n'eft jamais fort éloignée ; comme ils peuvent fe faire, ou par la voie ordinaire de la pofte, ou par un exprès, fi le cas paroît requérir célérité plus grande, affurément les dépenfes doivent être fort modiques ; quant aux émolumens qu'il convient d'attacher aux fonctions des officiers vérificateurs, ils feront peu onéreux ; la confidération publique fera leur première récompenfe ; ainfi les dépenfes que néceffiteroit cet établiffement ne peuvent être un motif pour héfiter un inftant. D'ailleurs, quand il s'agit d'un objet qui intéreffe auffi effentiellement la vie, la fureté, l'honneur des citoyens, peut-on prendre trop de précautions ? Peut-on être arrêté par des petites confidérations pécuniaires ? Et quand on examine dans quelle fuite de procédures immenfes & ruineufes entraîne un rapport défectueux, pourroit-on craindre un léger facrifice pour être affuré, dès les premiers inftans, du degré de confiance que mérite un tel acte ?

Dira-t-on que cette forme de vérification occasionnera du retard dans les pourfuites criminelles? Mais obfervons-le bien; outre que le temps néceffaire pour l'envoi, la vérification & le retour du rapport ne peuvent pas excéder trois jours; l'inftruction, l'information qui fe fait par témoins & fur les lieux, n'éprouvent & ne peuvent éprouver aucun dérangement; le retard porte donc uniquement fur l'admiffion du rapport au procès comme pièce probante; mais en fuppofant que cet acte fût néceffaire au juge dès les premiers inftans, il eft entre fes mains, il peut y avoir recours qnand il le veut; ainfi le délai pour l'admiffion du rapport comme pièce probante, ne peut avoir le plus léger inconvénient pour l'ordre judiciaire; nous difons plus, la vérification eft un moyen affuré de gagner beaucoup de temps, d'évitet beaucoup de dépenfes, en rendant les procédures plus claires, plus courtes, & fujettes à moins de contradictions & de difcuffions.

Pour faire fentir les avantages d'un comité de vérification pour les rapports, nous nous bornerons à rappeller un feul fait qui a longtemps occupé les tribunaux, & dont la mémoire n'eft pas encore effacée dans cette ville.

En 1756, un jeune homme d'Autun eut une

querelle

querelle avec deux de fes compatriotes ; chaque jour il fort , & ne fe plaint de rien ;
mais dix-huit jours après la rixe, il eft attaqué d'une fièvre éruptive, qui régnoit épi-
démiquement dans la ville, & il fuccombe
à la maladie. Les bruits de la rixe fe renou-
vellent après la mort du jeune homme, &
paffant de bouche en bouche , ils groffirent
tellement, qu'ils excitèrent l'attention de la
Juftice. Trente-fept jours après la fépulture,
on fait exhumer le cadavre ; trois médecins,
trois chirurgiens (remarquons-en le nombre),
font appellés conjointement pour la vifite &
reconnoiffance ; ils y procèdent malgré la putréfaction déjà avancée, & ils n'héfitent pas à
déclarer dans leur rapport qu'ils ont trouvé des
contufions.... Ce mot, ce feul mot devient la
bafe d'une procédure immenfe ; des décrets
font prononcés ; des témoins font entendus ;
leurs dépofitions font vagues , équivoques ,
contradictoires ; un premier jugement néceffite
un appel à un tribunal fupérieur, & il fallut
des volumes de mémoires & de confultations
produites par les médecins & les chirurgiens
les plus diftingués du royaume, pour démontrer que ces prétendues contufions n'étoient
que des lividités, des échymofes qui s'obfer-

D

vent dans tous les cadavres dont la putréfaction est portée à un certain point, qui s'observent principalement près les parties fur lefquelles appuie le cadavre. Si dès-lors il eût exifté un bureau de vérification ; fi ce rapport n'eût été admis en juftice qu'après avoir été foumis à l'examen d'hommes plus attentifs, moins prévenus, inftruits par une longue expérience, certainement on n'eût pas vu une procédure qui, pendant près de dix-huit mois, a caufé tant d'inquiétudes, de tourmens & de dépenfes à deux familles malheureufes.

L'établiffement que nous propofons aura encore l'avantage de prévenir ou au moins de diminuer beaucoup le nombre de ces procès que l'on défigne ordinairement fous le nom de *petit criminel*. C'eft dans les campagnes, c'eft entre les ouvriers que ces fortes de procès font les plus fréquens ; toujours ils font la fuite d'une bataille amenée par un excès de vin, un propos de cabaret, ou quelque vivacité du moment. Le plus ordinairement les bleffures fe réduifent à quelques plaies fuperficielles, quelques contufions légères, qui n'exigent que des petits foins, & incapables d'interrompre le cours ordinaire des travaux ; mais l'animofité, la cupidité quelquefois groffiffent les objets ;

& la facilité de trouver un procureur qui fe
prête à ces petites paffions, la facilité de com-
mencer une procédure, d'obtenir un rapport
favorable du chirurgien, donnent bientôt une
fuite à l'affaire la plus fimple : envain l'agreffeur qui reconnoît fon tort fait-il des offres,
elles font jugées infuffifantes ; l'efpoir d'obtenir
une plus grande indemnité fait exagérer les
plaintes, & le rapport du chirurgien ne manque jamais de fortifier les prétentions du plaignant, en déclarant qu'il faut au moins trois
femaines ou un mois pour la guérifon, encore,
ajoûte-t-il, pourvu qu'il ne furvienne aucun
accident ; c'eft le ftyle d'ufage de tout les rapports. Cependant les travaux ordinaires font
abandonnés, les frais fe multiplient & excè-
dent de beaucoup les offres premières de l'agreffeur ; l'affaire fe complique ; elle paffe du tribunal inférieur au parlement ; là les juges qui
examinent les objets fans préventions, qui ne
fe laiffent pas féduire par les exagérations du
plaignant, par les formules d'ufage d'un rapport, trouvent fuffifantes les offres premières
de l'agreffeur, & ils mettent fin à ces longues
procédures en renvoyant les parties avec dé-
pens compenfés. Telle eft l'iffue la plus ordinaire de tous ces procès ; non-feulement ils font

perdre beaucoup de temps, mais encore ils entraînent la ruine du manœuvre, du laboureur peu aisés, par l'impossibilité où ils sont de payer leur portion de frais, & ils deviennent ainsi une cause éloignée de mendicité; nous ne faisons ici que répéter les observations qui nous ont été communiquées par des hommes sages & accoutumés par état à suivre la marche des procès.

Le plan proposé préviendra cette série d'abus; d'un côté, le chirurgien qui n'aura pas loué ou acheté la faculté de faire des visites fera moins intéressé à multiplier les rapports; il sera sur-tout beaucoup plus attentif dans la rédaction de son rapport, parce qu'il sera vérifié par des hommes trop éclairés pour ne pas en appercevoir les vices, & trop justes pour les tolérer; d'un autre côté, le procureur n'adoptera pas si légèrement les plaintes qui lui seront portées; il fera sentir les conséquences du rapport, & le blessé sera lui-même plus réservé à ne pas exagérer son état réel; ainsi, tout fait sentir la nécessité, les avantages de l'établissement d'un bureau de vérification.

Il est une quatrième & dernière cause des abus qui se commettent si souvent dans l'exercice des rapports. Nous le disons avec regret,

mais l'intérêt public exige le sacrifice des petites considérations individuelles, c'est l'ignorance des principes, des règles de la science
des rapports & visites juridiques. Ce reproche
peut s'adresser, non-seulement aux médecins,
mais encore au plus grand nombre des chirurgiens ; & on n'en sera pas surpris, si on fait
attention que cette branche importante de l'art
de guérir, est entièrement négligée ; qu'elle
n'est enseignée par aucun professeur public où
particulier ; qu'enfin nous n'avons encore en
France aucun traité complet sur cette partie,
aucun qui puisse fournir des instructions so-
lides & suffisantes ; cependant c'est en France
que la chirurgie légale a pris naissance. PARÉ,
cet exellent homme, qui fut le père de la
chirurgie françoise, n'oublia pas dans ses écrits
l'art des rapports ; il publia le premier traité
sur cet objet important ; son exemple excita
l'attention des maîtres de l'art ; bientôt après,
GUILLEMEAU, PIGRAY, ses disciples, ajou-
tèrent dans leurs ouvrages quelques avis sur
les rapports ; SEVERIN PINEAU, son ami, publia presque dans le même temps un traité sur
un objet particulier des visites juridiques. L'exercice des rapports n'étoit alors confié qu'aux
plus grands chirurgiens ; ils étoient appellés à

cette fonction délicate par la considération publique, ils étoient choisis par les magistrats; mais remarquons-le bien, depuis l'institution des commissions en 1606, & sur-tout depuis la vénalité des offices de chirurgien & médecin juré du Roi, l'art des rapports a été entièrement négligé.

Neglectæque jacent artes : *cessère magistri, Phillyrides Chiron, Amythaoniusque Melampus.*

Les grands maîtres ont cessé, ou pour parler plus exactement, ils n'ont pas été appellés; aussi, malgré les progrès étonnans de la chirurgie, cette branche de l'art, si essentielle pour l'ordre social, n'a pas été perfectionnée. La preuve en est frappante; depuis 1612, époque à laquelle PIGRAY publia ses ouvrages, il n'a plus été fait mention des rapports dans nos livres élémentaires, & nous comptons à peine (1) trois traités médiocres sur cet ob-

---

(1) Pour démontrer combien l'institution des commissions & offices de chirurgien & de médecin juré a éloigné les grands maîtres de l'exercice des rapports, jetons un coup d'œil sur l'époque à laquelle parurent les différens ouvrages. *A. Paré* écrivoit en 1575; *Jac. Guillemeau*, en 1594; *Sev. Pineau*, en 1597; *P. Pigray*, en 1612. L'institution des commissions date de

jet, tandis que nous en avons en si grand nombre sur les différentes parties de l'art; tandis que l'Allemagne & l'Italie comptent plus de quatre cents écrivains sur la chirurgie & la médecine légales.

La cause de l'espèce d'abandon que les grands maîtres ont fait de cette branche de l'art salutaire, est évidente, & le moyen d'y remédier se présente naturellement; il consiste à établir dans tous les collèges de chirurgie (1),

---

1606; & depuis ce temps, nous n'avons eu que les traités de *Gendry*, en 1650; de *Blegny*, en 1684; de *Devaux*, en 1703. Nous ne comprenons pas dans cette liste quelques écrits polémiques, quelques dissertations, recherches ou consultations anatomico-légales qui ont paru de temps en temps, & dont quelques-unes sont très-judicieuses, & dignes de servir de modèles; elles sont bornées à des cas particuliers, & notre remarque ne porte que sur les traités élémentaires & complets qui nous manquent entièrement.

(1) Ce cours qui intéresse également la jurisprudence & l'art de guérir, pourroit être fondé dans les facultés de droit; cependant comme il ne peut être fait pour la plus grande utilité que par un praticien de l'art salutaire, il paroît préférable de placer l'établissement de ce cours dans les collèges de chirurgie, d'en confier l'exécution à un chirurgien instruit, parce que ce cours exige des connoissances que l'étude seul ne peut suppléer.

un cours public & annuel de chirurgie ou médecine légale , à ne recevoir aucun chirurgien , qu'après avoir conftaté de fa fréquentation & de fon affiduité à fuivre cette inftitution ; qu'après avoir fubi un examen public (1) fur cette branche importante de l'art

---

(1) Nous ne pouvons à ce fujet nous empêcher de préfenter quelques idées que l'amour du bien public nous a fuggérées : *falus populi, fuprema lex.* Cette maxime eft la devife de tout citoyen ; elle doit l'être plus particulièrement de ceux qui, par état, font chargés du foin, de la vie & de la fanté de leurs femblables.

L'art de guérir eft, dans l'ordre focial, un art de néceffité première, un art dont l'exercice eft délicat, difficile, & qui exige le plus de qualités morales & phyfiques ; tout le monde en convient ; & cependant que de vices, que d'abus dans la forme des études, dans la forme des réceptions ! D'un côté, on admet, on infcrit indiftinctement, comme étudians, tous ceux qui fe préfentent, fans s'informer s'ils ont fait les études préliminaires ; s'ils ont l'aptitude & les difpofitions néceffaires pour réuffir ; d'un autre côté, on accorde quelquefois trop légèrement le titre & la faculté d'exercer cet art important. La loi, il eft vrai, a fixé un grand nombre d'examens pour s'affurer de la capacité des candidats, & les obliger à l'étude ; mais dans quelques compagnies, les examens ne font

falutaire. En répandant ainſi les connoiſſances,
on les multipliera, & bientôt on verra les

---

qu'une vaine formule d'uſage, dont l'objet principal
eſt de partager les droits pécuniaires ; d'ailleurs, tous
ces examens ſont des actes particuliers & clandeſtins,
auxquels le public n'eſt pas admis ; & cependant il
s'agit de ſon intérêt le plus preſſant.

En général, les examinateurs ne connoiſſent pas
aſſez la nature de leurs fonctions, l'étendue de leurs
devoirs. Ils ne font pas attention qu'ils ſont en quelque
ſorte des experts tacitement nommés par la loi, pour
choiſir & former dans leur art de nouveaux ſujets
dignes de la confiance publique, & qu'ainſi leurs
devoirs ſont rigoureux, leurs fonctions eſſentielles dans
l'ordre ſocial, & directement ſoumiſes à la vigilance
du public. C'eſt un droit que les ſociétés policées ont
négligé, & cette négligence a produit bien des abus.
Les hommes, comme l'a dit quelque part un écrivain
judicieux, gagnent toujours à être regardés ; ils
deviennent plus grands & meilleurs ; ſous les yeux
du public, ils n'oſeroient être injuſtes ou pervers ; ils
feront au contraire leurs efforts pour mériter l'eſtime
& la conſidération. Nous penſons donc qu'il ſeroit
très-important que tous les examens fuſſent publics,
& tout doit déterminer à ce parti ; d'un côté, le candidat compteroit moins ſur la faveur & l'indulgence ;
il s'occuperoit davantage de l'étude ; de l'autre, les
interrogateurs, au lieu de ſe borner à des queſtions
vagues, légères, & qui ſouvent n'ont pas été médi-

chirurgiens françois, perfectionner la science des rapports juridiques, parvenir à cette supé-

---

tées, s'attacheroient à choisir un sujet important, afin d'avoir occasion de préfenter au candidat les fruits de leur réflexion, de leur expérience, afin de lui indiquer la route qu'il convient de fuivre dans l'étude & dans la pratique ; enfin, les jeunes étudians trouveroient dans ces exercices les leçons les plus inftructives ; ils y puiferoient des préceptes qui n'échapperoient jamais à leur mémoire. De tels examens feroient véritablement des actes probatoires, & ils feroient bien propres à fixer la confiance du public pour le candidat & les interrogateurs.

Pour donner encore à ces examens plus d'authenticité, nous défirerions qu'ils fuffent annoncés par une affiche ; qu'ils fe fiffent dans une falle de la municipalité, uniquement deftinée à cet objet, & qui feroit commune à toutes les sciences & arts dont l'exercice intéreffe la fanté & la vie.

Quelques collèges de médecine & de chirurgie font foutenir à leurs candidats une thèfe ou examen public ; quelques-uns même exigent que leurs candidats répètent au public les démonftrations anatomiques qu'ils ont faites d'abord en particulier devant le collège ; mais ces actes apprêtés ne font qu'une vaine & ridicule parade, bien peu propre à remplir l'objet qu'exige le bien public.

Ceux qui favent avec quelle exactitude, quelle févérité les examens font faits au collège de chirurgie

riorité qui jufqu'à préfent femble être réfer-
vée aux praticiens allemands.

Mais pour qu'on ne nous accufe pas de nous
borner à des préceptes ftériles, nous contrac-
tons ici l'engagement public d'ouvrir dans
quelques mois (1) un cours complet de chirurgie & de médecine légale ; nous en con-
noiffons toute l'étendue, toute la difficulté ;
nous fommes loin de nous flatter du fuccès ;
mais du moins nous aurons les premiers en
France ouvert une carrière abandonnée, & nous
nous féliciterons fi nos efforts peuvent fixer
l'attention des hommes fages, éveiller le zèle,
l'activité des grands maîtres de l'art ; avec quelle
fatisfaction nous avouerons la foibleffe de nos
effais, & nous applaudirons à leurs fuccès !

---

de cette ville, fentiront bien que ces obfervations ne
peuvent y être appliquées ; mais malheureufement il
eft beaucoup d'endroits où les titres s'accordent pour
de l'argent. Nous avons vu des gens que le collège
de chirurgie de cette ville avoit renvoyés pour caufe
d'incapacité, être admis fur le champ dans d'autres
endroits. Nous pourrions citer beaucoup d'exemples
femblables ; mais en dévoilant les abus, nous n'avons
pas l'intention d'inculper qui que ce foit.

(1) Les foins qu'exige le cours public d'anatomie,
font la feule caufe de ce délai.

L'importance de la matière a nécessité des développemens qui nous ont entraînés beaucoup au-delà des bornes que nous nous étions preſcrites; mais afin que l'on puiſſe ſaiſir d'un coup d'œil tout l'enſemble de notre plan, rapprochons les objets épars, & réſumons les articles principaux qui nous paroiſſent néceſſaires pour prévenir tous les abus dans l'exercice des rapports; ainſi nous demandons:

ART. Iᵉʳ. Suppreſſion des offices de chirurgien & de médecin juré.

ART. II. Liberté accordée au juge de nommer & de choiſir pour experts les hommes de l'art qui mériteront le plus ſa confiance, ou qui répondront davantage à ſes vues pour l'objet particulier de la viſite.

ART. III. Il eſt également néceſſaire qu'il ſoit arrêté une formule générale pour la rédaction des rapports, afin que les différens objets ne ſoient pas confondus.

ART. IV. Que la viſite des bleſſés ſoit toujours faite en préſence de deux adjoints ordinaires.

ART. V. Que dans les cas d'examen & d'ouverture de cadavre, outre les deux adjoints ordinaires, il ſoit nommé un troiſième adjoint extraordinaire qui toujours ſera pris dans la claſſe des praticiens de l'art ſalutaire.

Art. VI. Que le rapport foit toujours écrit fur les lieux mêmes de la vifite & en préfence des adjoints, qui le figneront.

Art. VII. Que les rapports foient enfuite dépofés au greffe des lieux dans les vingt-quatre heures, communiqués au juge, & qu'il en foit envoyé fur-le-champ copie exacte au bureau de vérification.

Art. VIII. Qu'il foit établi dans la capitale de chaque département un bureau ou comité de vérification pour les rapports de chirurgie.

Art. IX. Que les motifs de décifion des officiers vérificateurs feront infcrits fur la copie du rapport qui fera renvoyée fur-le-champ au juge.

Art. X. Si le rapport a reçu l'improbation du bureau de vérification, le juge fera procéder à une feconde vifite par d'autres experts; & dans le cas d'approbation, le rapport fera admis au procès comme pièce probante.

Art. XI. Il fera établi, foit dans les facultés de droit, foit dans les collèges de chirurgie, un cours public de chirurgie ou médecine légale.

Art. XII. Aucun chirurgien ne fera reçu, foit pour les villes, foit pour les campagnes, fans avoir fréquenté ce cours & fubi un examen public fur ce fujet.

Les moyens que nous propofons intéreffent l'ordre public , tendent à reformer les abus qui le troublent fi fouvent; leur exécution eft fimple , facile , mais efficace ; & fans doute nous pouvons en attendre l'établiffement de l'augufte Affemblée qui a reconnu pour les premiers droits de l'homme, l'égalité, la liberté & la fûreté.

FIN.

*On trouve à Paris, chez BARROIS, Libraire,
les ouvrages suivans de l'Auteur.*

Mémoire sur la structure & les usages des Epiploons. Dijon, 1785, *in-8°*.

Consultation médico-légale, sur une accusation d'infanticide. Dijon, 1786, *in-4°*.

Exposition sommaire des Muscles du corps humain, suivant la classification & la nomenclature méthodiques, adoptées au Cours public d'Anatomie. Dijon, 1789, *in-8°*.

Mémoire sur quelques abus dans la Constitution des Corps & Collèges de Chirurgie, & particulièrement sur l'abus des droits, prérogatives & privilèges attachés à la place de premier Chirurgien du Roi. Dijon, 1789, *in-8°*.

Méthode de traiter les morsures des animaux enragés, & de la vipère, suivie d'un précis sur la pustule maligne, par *M.M. Enaux & Chauffier*. Dijon, 1785, *in-12*.